ÉTUDE

CLINIQUE ET CLIMATOLOGIQUE

SUR

SAINT-HONORÉ-LES-BAINS

(NIÈVRE)

PAR LE Dr MAURICE BINET

MÉDECIN CONSULTANT

PARIS

OCTAVE DOIN, ÉDITEUR

8, PLACE DE L'ODÉON, 8

—

1881

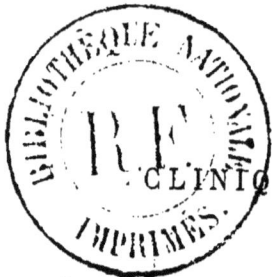

ÉTUDE

CLINIQUE ET CLIMATOLOGIQUE

SUR

SAINT - HONORÉ - LES - BAINS

DU MÊME AUTEUR :

1° Recherches sur l'influence des conditions météorologiques sur les aliénés par rapport à leur santé physique et morale. — Paris, 1873.

2° Idiotisme et Consanguinité. (Annales médico-phsychologiques). — Paris, 1874.

3° Des Hémorrhagies dans l'hystéro-catalepsie. — Paris, 1877.

Châteauroux. — Imprimerie A. Nuret et Fils ; Majesté, Successeur.

ÉTUDE

CLINIQUE ET CLIMATOLOGIQUE

SUR

SAINT-HONORÉ-LES-BAINS

(NIÈVRE)

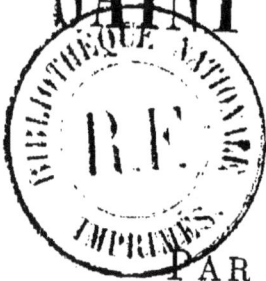

PAR LE Dr MAURICE BINET

MÉDECIN CONSULTANT

PARIS

OCTAVE DOIN, ÉDITEUR

8, PLACE DE L'ODÉON, 8

—

1881

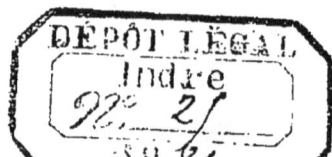

ÉTUDE

CLINIQUE ET CLIMATOLOGIQUE

SUR

SAINT-HONORÉ-LES-BAINS

(NIÈVRE)

Les sources sulfureuses et arsenicales de Saint-Honoré-les-Bains (Nièvre) prennent, depuis quelques années, une place importante parmi les Eaux thermales.

Elles sont situées au centre de la France, d'un accès facile pour les malades qu'effraie un long voyage.

Leur efficacité n'est pas douteuse. Elles tiennent le milieu entre les sources des Pyrénées et celles de l'Auvergne, autrement dit entre les sources sulfureuses sodiques et les sources arsenicales.

Leurs propriétés participent de celles de ces deux groupes importants ; un peu moins sulfureuses que les Eaux-Bonnes, moins arsenicales que la Bourboule, elles réunissent beaucoup des avantages de ces stations. Moins énergiques peut-être, elles répondent à d'autres besoins et ont un rôle à part.

Le climat de Saint–Honoré, comme nous le verrons plus loin, est doux et peu variable. Il n'est point sujet à ces brusques changements de température, si pernicieux dans les stations de montagne.

En somme : Saint–Honoré est une station thermale très recommandable parmi ses congénères, mais qui, dans le traitement des affections facilement irritables, chez les enfants et les débilités, est sans analogue et d'une supériorité incontestable.

Effets physiologiques et thérapeutiques

Les eaux de Saint–Honoré agissent en vertu des trois sortes de médicaments qu'elles contiennent :

1º Les composés sulfureux :

Acide sulfhydrique libre. . . . . 0, g. 070
Sulfure alcalin 0,   003
Sulfates anhydres de soufre et de chaux 0,   164

2º L'acide arsénique, plus d'un milligramme par litre, probablement combiné à la soude, sous forme d'arséniate, dont on peut évaluer le poids à 4 milligrammes par litre.

3º Les alcalins proprement dits, environ. . . . . 0, g. 50

Chacun de ces agents apporte son effet dans l'action thérapeutique des eaux. Aucun n'est préjudiciable aux autres. C'est une combinaison très heureuse.

Les principes *sulfureux* ingérés se décomposent dans le tube digestif en présence des acides du suc gastrique. L'hydrogène sulfuré, en liberté dans ces eaux, ainsi que celui qui provient de l'action des acides, est absorbé directement, de même que les sulfates solubles.

Peu de temps après cette absorption, on constate l'élimination par la muqueuse pulmonaire, etc. les glandes et les éléments de la peau, de l'acide sulfhydrique, et par les urines, des sulfates.

Il résulte, du trajet parcouru par ces corps, une action locale sur les muqueuses bronchique, laryngienne, pharyngienne, utérine, vésicale, etc., sur les glandes sudoripares, la peau et les reins. La muqueuse du tube digestif participe aussi à cet effet.

Aussi constate-t-on d'abord une hypersécrétion bronchique, sudorale, urinaire, une exagération de l'appétit, plus de facilités dans les digestions et, au bout de quelques jours, un peu de diarrhée passagère.

Le soufre étant aussi un excitant du système nerveux, son action sur la moelle épinière est mise à profit dans le traitement des paralysies *sine materia.* Il a, en outre, la propriété de modifier la nutrition des éléments anatomiques, d'empêcher la prolifération exagérée des cellules épidermiques et épithéliales. D'où, les services marqués que rendent les eaux dans les affections de la peau, les catarrhes, le rhumatisme, etc.

Les composés sulfureux sont stimulants de la circulation, ce qui explique la petite fièvre qui survient parfois après quelques jours de traitement et l'excellente action des eaux dans l'anémie, etc.

L'*Arsenic*, que nous considérerons sous la forme d'arséniate de soude, est d'un grand secours aux sulfureux. Il aide puissamment à l'action des eaux.

Ses effets physiologiques sont ceux-ci : Introduit dans l'économie, il détermine une excitation nerveuse et musculaire et rend la respiration plus facile. Les combustions internes sont modérées, les fonctions digestives stimulées. De ces deux propriétés résulte assez rapidement un accroissement d'embonpoint.

Éliminé sous forme d'arsénite ou d'arséniate, il modifie la muqueuse vésicale et les autres muqueuses et agit très heureusement sur les catarrhes de nature scrofuleuse et herpétique ; il détruit les éléments embryoplastiques des affections cutanées.

La quantité d'arsenic que contiennent nos Eaux est très suffisante pour produire des effets marqués.

Les principes *Alcalins* ont pour première action de créer un milieu extrêmement favorable à l'efficacité des sulfureux et de l'arsenic qui, sous sa forme alcaline traverse toute l'économie et est absorbé directement.

A faible dose, comme nous les trouvons ici, ils augmentent la sécrétion du suc gastrique, d'après les expériences de Claude Bernard, et, par conséquent, sont digestifs ; ce qui favorise la reconstitution de l'organisme.

De plus, absorbés, les alcalins augmentent la réaction alcaline du sang et des sécrétions, entre autres, de la sueur. D'où leur action sur les dermatoses. La sécrétion de l'urine est augmentée, ce qui, avec la suractivité de la circulation, explique la puissance diurétique des Eaux de Saint-Honoré. Les alcalins s'y trouvant en faible proportion, il ne faut pas leur attribuer d'autre action.

Dans l'étude des effets d'ensemble de l'Eau, nous allons retrouver chacune des propriétés de ses éléments constitutifs. Mais il est bon de tenir compte de leurs doses et de la modification qui résulte de leur contact et de leur action combinée.

Les Eaux thermales sont, d'ailleurs, des médicaments d'une nature spéciale. On ne peut déduire absolument leurs propriétés de celles des principes actifs qu'elles contiennent, malgré qu'elles aient avec elles de nombreux points de relation et que, d'une façon générale, elles agissent dans le même sens.

On voit des Eaux faiblement minéralisées être très énergiques, sans qu'on se soit bien expliqué pourquoi, jusqu'à présent. En tout cas, elles sont préférables, pour le traitement des affections chroniques, aux remèdes pharmaceutiques.

Les sources de Saint-Honoré sont principalement sulfureuses, malgré le rôle important qu'y joue l'arsenic. On pourrait les dire sulfhydriquées, sulfurées sodiques et arsenicales.

Au commencement du traitement, ce sont les sulfureux qui agissent les premiers et dont on constate les effets, grâce à leur dose élevée et à leur rapide absorption. Les phénomènes d'excitation que l'on remarque, au bout de quelques jours, peuvent leur être rapportés.

La sedation se produit ensuite, ainsi que les effets modificateurs : l'arsenic y entre pour une bonne part.

Les malades sont plusieurs jours sans ressentir de changement bien marqué autre que l'augmentation de l'appétit, les digestions faciles et les symptômes passagers fournis par l'inhalation du gaz sulfhydrique.

Au bout d'un temps plus ou moins long, qui varie avec chacun, on observe généralement une exacerbation qu'on peut considérer comme une poussée, malgré que souvent il n'y ait pas d'éruption cutanée. Les malades sont enchantés de ce malaise, quand c'est vers la peau qu'il se produit; ils y voient le gage de l'activité des Eaux et l'assurance de la guérison, mais ils ont de la peine à le considérer ainsi quand c'est vers les bronches, par exemple, qu'il se porte. Il ne faut pas attacher grande importance à ce phénomène qui n'est pas nécessaire pour que le résultat final soit satisfaisant et qui ne peut lui nuire.

Ainsi donc, au début d'une saison thermale, les malades doivent s'attendre à ceci: La toux et l'expectoration seront augmentées, les dermatoses plus vives; ils sueront davantage ; les douleurs rhumatismales deviendront plus intenses, les suppurations plus abondantes ; en même temps le sommeil est parfois troublé ; bon appétit, excellentes digestions, un peu de diarrhée, urines très abondantes et quelquefois des graviers expulsés.

J'insiste sur ce fait que, presque toujours, les Eaux de Saint-Honoré, au bout de quelques jours, donnent de la diarrhée. La constipation est une exception qui s'explique d'ailleurs par l'influence du chemin de fer. J'ai fait, à ce sujet, des remarques qui ne me laissent pas le moindre doute, malgré que le contraire soit admis et que la constipation soit regardée comme une conséquence obligée du traitement thermal.

Il n'y a pas lieu de s'effrayer de ces résultats qui sont transitoires et disparaissent rapidement. C'est, pour ainsi dire, une action substitutive.

A cet état, succède la période de guérison ; les dermatoses pâlissent, la desquamation est moins abondante, la sécrétion bronchique diminue et change de nature, l'expectoration des phthisiques perd sa septicité, les suppurations se modèrent et se tarissent ; les anémiques, les débilités reprennent de la vie, des couleurs et des forces.

A l'occasion des différentes maladies traitées à Saint-Honoré, nous examinerons les effets spéciaux produits sur chacune d'elles.

On a avancé, qu'étant donnée l'action stimulante des eaux sulfureuses, on ne devait les administrer que dans les affections atones, là où l'organisme a besoin d'être relevé, excité. C'est là une erreur. Sauf les cas de fièvre intense et d'hémoptysies abondantes, on emploie avec efficacité les eaux de Saint-Honoré dans la phthisie, par exemple ; le résultat n'en est pas moins favorable, en opérant avec prudence. D'ailleurs dans les maladies chroniques compliquées de phénomènes aigus, il survient, par intervalle, des périodes d'apaisement dont on peut profiter.

Certains baigneurs, après une saison de vingt et un jours, n'éprouvent qu'une amélioration relative. C'est là un cas assez fréquent. Je dois prémunir les malades contre le découragement, car ce n'est quelquefois qu'après la cessation du traitement que le mieux se fait sentir. C'est dans les affections où il reste un peu d'acuité et chez les sujets nerveux et excitables que l'on observe ces insuccès momentanés. Mais l'eau n'en opère pas moins chez eux et une fois que l'excitation produite par elle a disparu, les symptômes morbides se calment et la guérison s'établit.

Parmi les causes de non réussite, on doit ranger l'indocilité des malades qui ne suivent pas exactement le traitement qui leur est prescrit et qui, jugeant les moyens ordonnés insuffisants, abusent de l'eau qu'ils considèrent, à tort, comme inoffensive. Il est inutile d'énumérer tous les accidents qui en découlent, tels que les hémoptysies, etc. Quelques-uns même ont des symptômes d'empoisonnement·

Un certain nombre de baigneurs ne consultent pas de médecin. Ils sont encore dans de plus mauvaises conditions.

Je ne parle de ces malades que parce qu'on est toujours disposé à attribuer aux eaux les insuccès, sans s'occuper des causes réelles.

Formes et marche du traitement

La base du traitement thermal consiste dans l'absorption des principes actifs des Eaux par la boisson et l'inhalation. On y ajoute, avec avantage, les bains chauds ou à la température des sources, les douches chaudes et de vapeur.

Avant de passer en revue les différents modes d'administration de l'Eau, je dois dire deux mots de la marche du traitement.

Sauf dans des cas exceptionnels, chez des sujets déjà éprouvés, le traitement doit être très prudent au début. Il y a à cela plusieurs raisons.

D'abord, il est inutile d'user dès le commencement tous ses moyens, pour être, au bout de quelques jours, au pied du mur. Le dégoût des Eaux survient avec des troubles digestifs et des hyperpugations : la saturation se produit alors avant qu'on ait pu obtenir les effets qui auraient succédé à un traitement plus discret.

Puis, comme on l'a vu plus haut, dans les premiers jours, il y a exacerbation des phénomènes morbides et physiologiques. Il est donc rationnel d'attendre que cette période soit passée pour augmenter la dose et employer des procédés plus énergiques.

Cette circonspection a, en outre, l'avantage de permettre d'étudier son malade, de graduer le traitement suivant son tempérament et sa maladie, et d'éviter les accidents qui seraient, sans cela, fréquents. Loin de perdre du temps, en agissant ainsi, on en gagne.

1° *Boisson*. Il y a deux degrés de minéralisation dans les sources de Saint-Honoré ; l'un, le plus fort, est représenté par *la Crevasse* et *l'Acacia* (26°), l'autre par les *Romains* et la *Marquise* (31°).

On peut souvent, dès le début, administrer l'eau de la Crevasse, mais dans un certain nombre de cas, la source des Romains est préférable. En tout cas, il est rare qu'on donne d'abord plus d'un verre à prendre en deux fois dans les vingt-quatre heures, pour commencer, et je ne dépasse guères six verres.

2° L'*Inhalation* est un excellent moyen d'absorption des principes sulfureux ; on en fait un grand usage.

Je ne l'emploie pas seulement dans les affections des voies respiratoires. C'est un très bon procédé pour augmenter l'activité du traitement.

Il existe, à Saint-Honoré, une salle d'inhalation avec trois puits, où des appareils réduisent l'eau en nappes minces pour provoquer l'évaporation des gaz. Tout en reconnaissant les excellents résultats qu'on obtient déjà, je crois qu'il y aurait utilité à pouvoir disposer de plusieurs salles dans lesquelles on aurait des degrés différents de sufhydration de l'air. Alors, tout en conservant les appareils existants pour une des salles, on les remplacerait dans les autres par des dispositions nouvelles, soit en projetant violemment l'eau contre les parois des puits et en la réduisant en mince gouttelettes, soit par tout autre procédé, une chute d'eau élevée et mince, par exemple. On sait, eneffet, que par les battage de l'eau, on enlève tout l'hydrogène sulfuré libre. Avec une seule salle, on est obligé de renouveler l'air de temps en temps, ce qui rend le service plus difficile.

La salle d'inhalation est alimentée par la source de la Crevasse, sa température tient donc le milieu entre celle de l'eau et l'atmosphère, tout en se rapprochant davantage de la première. Elle n'est donc jamais très élevée ni variable, ce qui constitue une excellente condition.

Pas de vapeur d'eau surabondante, par suite il n'est pas nécessaire de changer de vêtements pour y séjourner.

L'inhalation produit rapidement des effets thérapeutiques qu'il faut surveiller.

3° *Pulvérisation*. Une salle munie d'appareils pulvérisateurs de l'eau permet de donner des douches, qui sont très utiles dans les affections de l'oreille, du nez et de la gorge. Je désirerais qu'on puisse disposer de douches de même nature pour les maladies de l'utérus et du vagin.

4° On emploie aussi l'eau en *Gargarisme*.

5° Les *Bains* sont très en faveur. En outre des effets locaux sur les dermatoses, on obtient par eux de notables modifications de l'état général.

Quand rien ne s'y oppose, j'ordonne les bains à une température qui se rapproche le plus possible de celle de la source. Ils sont ainsi moins débilitants et l'eau y est moins désulfhydrée. L'eau de Saint-Honoré ayant de 26 à 31 degrés n'a pas besoin d'être beaucoup chauffée ; elle convient donc bien au système balnéaire.

On administre des demi-bains, des bains de siège, dans les cas de dysménorrhée, aménorrhée, etc.

6° Les *Douches* sont chaudes ou à la température de la source.

Les premières sont très employées en douches générales, révulsives, excitantes de la circulation ; on les combine souvent avec des bains.

Les douches chaudes locales se donnent principalement sur les pieds et à la sortie de la salle d'inhalation. C'est là une pratique rationnelle pour amener une puissante dérivation du sang, dans les affections des voies respiratoires et pour éviter les maux de tête.

Dans les affections rhumatismales très chroniques, les douches chaudes locales sont aussi très utiles.

Les douches, à la température de la source, se prennent ordinairement dans les bains, elles n'ont qu'une percussion insignifiante.

On donne aussi des douches de vapeur.

7° Enfin il me reste à parler de la *Piscine*, très bien installée et présentant une des meilleures formes de traitement, quand on peut, sans inconvénient, en user. L'eau coule avec abondance dans ce vaste réservoir, elle y est toujours limpide et superbe. Sa température est de 26°. On peut y nager et y prendre un exercice salutaire.

Il se produit à sa surface un dégagement énorme d'hydrogène sulfuré, qui en fait un lieu d'inhalation très énergique.

C'est le vrai remède des convalescents aguerris à l'eau fraîche et des enfants. Son action est très rapidement tonique et fortifiante.

Voilà les différentes formes sous lesquelles on emploie l'eau de Saint-Honoré.

Comme on le voit, elles sont assez variées et répondent parfaitement à toutes les indications.

L'établissement, sauf quelques petites modifications, est complet, mais le nombre toujours croissant des baigneurs nécessitera dans un avenir prochain d'importants agrandissements.

Clinique thermale

On accorde généralement peu de confiance aux observations publiées pour établir l'efficacité des diverses Eaux.

Le temps, pendant lequel on peut observer les malades, est trop court et on ne connaît pas, dit-on, les suites du traitement après leur départ.

Je reconnais que cette raison est assez valable. Cependant je ferai observer que, quand on a sérieusement amélioré un malade, quand les symptômes qu'il présentait ont disparu, on est en droit de croire que les moyens employés sont bons. Si cette amélioration ou guérison ne persiste pas, cela n'est pas imputable aux Eaux, mais peut tout aussi bien survenir avec tout autre agent thérapeutique.

Toutefois, pour éviter ce reproche, je me suis mis en relations avec quelques-uns de mes confrères, qui m'ont fourni tous les renseignements désirables sur des malades que j'avais soignés et dont les cas étaient intéressants.

J'ai vu aussi, depuis plusieurs années, revenir à Saint-Honoré des baigneurs dont j'ai suivi la maladie.

J'ai donc pu établir, avec précision, les observations que j'ai recueillies et baser mes opinions sur des faits certains.

Je crois qu'on ne doit pas abuser des diathèses qui souvent échappent, comme l herpétisme, aux limites qu'on a cru pouvoir leur fixer et qui se confondent souvent. Par exemple, on peut avoir en même temps des manifestations herpétiques et arthritiques. Les maladies doivent être considérées comme entités morbides et la diathèse comme la cause prédisposante ou modificatrice.

Enfin, pour ne rien négliger, je soumets mes malades

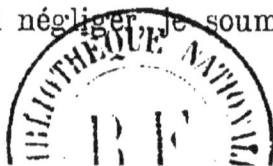

2

atteints d'affections des voies respiratoires à l'épreuve du spiromètre de Phœbus et du pneumatomètre de Waldenburg. Je puis constater, de cette façon, aux différents moments du traitement, l'état où se trouve la fonction de la respiration. Cette pratique a l'avantage d'aider à faire le diagnostic plus précis, de permettre de se rendre compte de l'action des eaux et aussi de mettre sous les yeux des malades leur amélioration progressive.

Le spiromètre Phœbus, de beaucoup le plus utile des deux, consiste dans un cylindre rempli d'eau, dans lequel on plonge une cloche cylindrique graduée en centimètres cubes et ayant à son extrémité supérieure un orifice muni d'un tube en caoutchouc avec une embouchure par laquelle le malade souffle dans l'appareil.

Le cylindre intérieur se soulève. Il n'y a pas besoin d'apprendre aux malades à se servir de cet instrument. Dès la première séance, en cinq minutes, on évalue exactement la contenance pulmonaire qui, dans l'état normal, est, en moyenne, de 2 à 3000 centimètres cubes pour la femme et de 3 à 4000 pour l'homme.

Presque toutes les maladies des voies respiratoires diminuent la capacité vitale. Les unes, en mettant obstacle à l'introduction de l'air, telles que les laryngites, trachéites, bronchites, etc.; les autres en gênant le mécanisme respiratoire : pleurodynies, pleurésies, etc. ; les autres en diminuant la surface perméable des poumons : tuberculose, pneumonie, suites de pleurésie, emphysème, etc.

Il est donc de la dernière importance d'être fixé sur la quantité d'air introduit à chaque inspiration dans les poumons.

Dans le cours du traitement, on suit ainsi l'évolution de la maladie, et chaque fois que la capacité pulmonaire augmente ou diminue, on est autorisé à croire à l'amélioration ou à l'aggravation.

La pneumatomètre permet de mesurer la force d'inspiration ou d'expiration. C'est un petit appareil composé d'un tube en U ouvert à ses deux extrémités dont l'une, coudée, porte un tube en caoutchouc muni d'une embouchure. Les deux branches de ce tube en verre sont remplies de mercure jusqu'à moitié de leur hauteur. Quand on souffle ou qu'on aspire dans cet appareil, des oscillations se produisent au-dessus ou au-dessous du point zéro, niveau du mercure au repos. On évalue ces oscillations au moyen d'échelles graduées en millimètres.

L'usage de cet appareil étant assez difficile et demandant un peu d'habitude de la part du patient, les résultats qu'il donne laissent souvent à désirer. Cependant il fournit des renseignements utiles.

Il n'y a pas de relation constante entre les résultats du pneumatomètre et du spiromètre. Tel individu, avec une capacité vitale faible, peut avoir une force d'expansion pulmonaire considérable ; tel autre, au contraire, a une force d'expansion faible et une grande capacité vitale. Enfin, il se rencontre des personnes, à constitution vigoureuse, ayant ces deux fonctions à un haut degré de développement.

Toutes ces différences rendent l'emploi de ces instruments délicat en apparence, mais en réalité il est tout aussi simple que celui de tous ceux usités en médecine, et j'en ai obtenu des résultats très intéressants.

Ce sont les maladies des voies respiratoires qui fournissent le plus grand nombre de baigneurs à Saint-Honoré et procurent les meilleurs succès. Les affections des muqueuses sont, en général, très heureusement modifiées à notre station, ainsi que certaines dermatoses.

Nous allons les passer en revue :

1° Je n'ai eu qu'une fois, en 1877, l'occasion de soigner incidemment une *Gingivite* avec ulcérations et gonflement considérable, chez une dame de cinquante ans qui avait, en même temps, une laryngite et du rhumatisme chronique. Les résultats ont été très bons. Je suis donc autorisé à croire qu'il y aurait là une indication, d'autant plus que souvent ces affections sont accompagnées d'affaiblissement.

2° Le *Coryza chronique* et l'*Ozène* sont du ressort de nos eaux. J'ai pu enregistrer deux succès chez des enfants. Comme ce sont là des affections essentiellement rebelles et insupportables, on ne doit pas négliger ce traitement qui réussit d'autant plus sûrement qu'elles sont sous la dépendance de diathèses qui se modifient bien à Saint-Honoré.

3° Les *Pharyngites* et les *Laryngites chroniques* granuleuses ou catarrhales guérissent sous l'influence d'une cure thermale (boisson, pulvérisations, douches sur les membres inférieurs). Elles sont quelquefois tenaces, d'autant plus que ceux qui en sont atteints ne veulent ou ne peuvent pas suivre un régime convenable. L'abus de la parole, le tabac, les boissons alcooliques, les mets épicés, voilà leurs ennemis. Ils ne s'en privent pas volontiers. C'est la cause de l'insuccès dans beaucoup de cas.

D'ordinaire, cependant, voici ce qui se passe : Après quelques jours de traitement l'irritation de la muqueuse devient plus vive, les malades se plaignent de souffrir davantage, de moins bien parler. La diarrhée légère qu'ils éprouvent presque toujours alors et qui cesse avec les phénomènes précédents produit une dérivation puissante et très efficace. Le mieux se fait bientôt sentir et s'accentue jusqu'à la fin de. la saison. La muqueuse est moins rouge, moins épaisse, les glandes reviennent à leur état normal et les vaisseaux hypertrophiés disparaissent peu à peu. Les mucosités diminuent et avec elles le *hem* si pénible qui les décèle.

Les pharyngites et laryngites tuberculeuses sont malheureusement moins faciles à guérir, toutefois elles s'améliorent avec l'état général et il n'est pas rare de les voir disparaître complètement.

Les manifestations syphilitiques de ces organes sont dans le même cas. Il en sera question plus tard.

4° Les *Bronchites chroniques*, à quelque variété qu'elles appartiennent et sous la dépendance des différentes diathèses, fournissent à Saint-Honoré une clientèle nombreuse. Le succès est la règle. Le mode d'action que j'ai expliqué plus haut le démontre d'ailleurs *a priori :* L'élimination par les muqueuses des principes arsenicaux et sulfureux modifie l'état des muqueuses et en tarit la sécrétion après l'avoir un peu exagérée.

Beaucoup de personnes sont sujettes aux bronchites, pendant la saison froide et humide. Elles sont obligées de garder la maison et de prendre des précautions pour éviter de s'enrhumer. C'est là une maladie extrêmement gênante et dont les conséquences peuvent être très graves.

Ces malades sont guéris de leurs accidents à Saint-Honoré, mais ils sont presque toujours forcés d'y faire plusieurs saisons pour obtenir une guérison définitive. Après une cure thermale, ils deviennent réfractaires aux rhumes qui sont moins graves et moins fréquents. Dira-t-on que le résultat n'est pas brillant ? Non, car c'est beaucoup que l'on puisse vaquer à ses affaires et que l'on obtienne, même après un long traitement, une guérison que les autres moyens n'auraient probablement jamais amenée.

Voici d'ailleurs quelques observations :

M. M..., catarrhe très intense des bronches, du larynx et pharynx, granulations, hypérémie des cordes vocales, tempérament herpétique. Spiromètre : 2,700 centimètres cubes (au dessous de la moyenne) à son arrivée.

Exacerbation des symptômes, les jours suivants.

Le dixième jour, l'amélioration se fait sentir, la toux se calme, l'expectoration diminue.

Le 17e jour, l'amélioration s'accentue. Spir. ; 3,000 cent. cubes.

Au moment de son départ, M. M... n'éprouve presque plus rien, sa capacité pulmonaire est de 3.200 c. c., soit 500 de gagnés.

Cette observation est typique, elle prouve qu'il ne faut pas craindre d'employer les Eaux avec prudence, même quand il y a un peu d'acuité dans les symptômes.

M. P.... Bronchite à répétitions, tous les hivers, depuis 1871, accompagnée de coryza. A son arriveé, bronchite zhronique, pas de phénomènes aigus ; le coriza persiste encore, gros râles muqueux dans les deux tiers inférieurs avec un peu de diminution du murmure respiratoire à droite. Spiromètre 3,300. Pneumatomètre : expiration 142 (la moyenne étant de 178). Traitement énergique qui cause une irritation assez intense.

Après douze jours, M. P.... fait une absence d'une semaine. A son retour, il est guéri. Plus de symptômes stéthoscopiques, plus de toux, plus d'expectoration. Spirom: 3400. Malgré cela, nous continuons le traitement et le malade part avec une capacité pulmonaire de 3,600. Augmentation : 300 centimètres cubes.

On voit ici, en outre de la rapidité de la guérison, que souvent l'amélioration ou la guérison ne se fait sentir qu'après la cessation du traitement. J'ai remarqué que cette irritation substitutive produite par les Eaux et qui persiste quelquefois pendant toute la saison thermale est une garantie de la solidité de la guérison.

M. P.... (bronchite chronique arthritique, capacité pulmonaire : 2,200. Névralgie intercostale peu vive), s'en va guéri, malgré qu'il ait été éprouvé par une poussée très intense, avec une capacité vitale de 2,650. Augmentation : 420 cent. cubes.

M. C... que je soigne depuis trois ans à Saint-Honoré, d'une constitution faible, pas de tubercules, Bronchites, tous les hivers, se prolongeant jusqu'à la saison thermale, tempérament herpétique, prurigo ; Spiromètre : 3,500 à son arrivée, 3750 au départ : augmentation 250 c. c. S'en va encore cette année dans une situation très satisfaisante. Plus de traces de bronchite.

M. D...., encore un habitué des Eaux (bronchite herpétique), capacité pulmonaire 3,000, au départ 3,600. L'expiration brusque de 150 m. m. monte à 200. Il ne combat les bronchites annuelles que par une saison à Saint-Honoré qui lui permet de mener une vie très active, et de braver le froid et l'humidité.

Je pourrais multiplier le nombre de ces observations, mais celles-ci suffisent pour faire ressortir le mode d'action des Eaux et les bons effets qu'on en retire.

Voici un fait qu'elles mettent en évidence et que j'ai toujours observé : c'est qu'à la suite d'une saison thermale, la capacité vitale est augmentée d'une manière notable. On ne peut pas trouver une preuve plus palpable de l'efficacité des Eaux. En effet, un des résultats de la bronchite est de déterminer un épaississement de la muqueuse quelquefois assez intense pour obstruer de petits tuyaux bronchiques, et empêcher l'accès de l'air dans les vésicules pulmonaires. Si la quantité d'air introduit dans les poumons augmente, cela prouve que cet épaississement diminue et que par conséquent la bronchite guérit. Ceci démontre aussi l'utilité du spiromètre.

Les effets produits par les Eaux sont durables et beaucoup de guérisons sont définitives. Voici quelques cas qui le prouvent.

Madame D.... (Bronchite chronique généralisée) est partie guérie après une cure à Saint-Honoré, il y a sept ans.

Madame A.... (Bronchite chronique très intense), guérie la même année que la précédente.

M. Ch.... guéri il y a douze ans d'une bronchite qui durait depuis cinq ans, est mort, seulement l'année dernière, d'une pneumonie franche rapidement mortelle.

On pourrait citer un grand nombre de cas analogues.

5° *L'Emphysème* vésiculaire est presque toujours accompagné de bronchite, qui cause des accès de dyspepsie en faisant obstacle à l'arrivée de l'air dans les vésicules pulmonaires dont une partie est déjà impropre à la respiration par suite de la stase d'air confiné.

Nous n'avons pas la prétention de guérir la dilatation vésiculaire par les Eaux de Saint-Honoré, malgré leur action modificative et stimulante, mais bien les bronchites concomitantes. Ce sont, en effet, ces accidents qui causent la plus grande partie des inconvénients de l'emphysème.

En modifiant l'état catarrhal des bronches, on rend donc grand service à ces malades. Or, nous avons vu plus haut combien les Eaux sont efficaces dans ce genre de maladie.

Quant à l'*Asthme* essentiel, il demande généralement une médication arsenicale énergique plutôt que sulfureuse.

Je soumets, en même temps, mes emphysémateux à un traitement spécial, aérothérapique dont j'obtiens d'excellents effets. Il en sera question quand je parlerai des moyens thérapeutiques adjuvants de la médecine thermale.

6° La *Pleurésie* laisse après elle des traces si difficiles à effacer qu'elles persistent quelquefois toute la vie. Les fausses membranes, en outre de la gêne qu'elles apportent dans le mécanisme de la respiration, ont une tendance à se tuberculiser. On doit donc s'efforcer de les faire disparaître au plus vite.

Un des poumons a été longtemps comprimé, la cage thoracique s'est déformée ; quoique ce dernier symptôme soit presque toujours indélébile, on doit faire ses efforts pour rétablir l'intégrité de la respiration. Les vésicules pulmonaires, après une pleurésie chronique surtout, sont en partie hors de service, l'air n'y pénètre guère. La médication sulfureuse est alors indiquée comme modificatrice et stimulante.

On admet que la *Pneumonie* peut se terminer par la caséification ; on ne doit donc pas rester inactif quand l'état aigu a disparu. Les Eaux de Saint-Honoré sont éminemment propres à cette cure. Sous leur influence, les exsudats provenant de l'inflammation du parenchyme pulmonaire se résorbent et ne se déposent pas en produits désorganisés et irritants pour les parties voisines. Les vaisseaux de l'alvéole n'étant pas comprimés, la nécrobiose ne se produit pas et le mal est enrayé.

7° *Tuberculose* et *Pneumonie caséeuse.*

Ces maladies terribles et si fréquentes trouvent dans nos Eaux un secours très efficace. L'amélioration est la règle et la guérison n'est pas très rare.

Toutes les périodes de la phtisie pulmonaire sont tributaires de Saint-Honoré et même, à la troisième période, on a vu des cures inespérées. Cependant c'est évidemment à la première période, au moment où la lésion pulmonaire s'établit, que l'on a le plus de chances de guérison.

La nature anatomo-pathologique de la phtisie tuberculeuse a été très controversée jusqu'à présent. Sans s'exposer à des erreurs, on peut admettre que son siège primitif réside dans le tissu conjonctif et qu'elle est un résultat d'un défaut de nutrition dû à une altération du système lymphatique. Les granulations naîtraient d'une prolifération de cellules conjonctives atrophiées, sans vie, qui ne tardent pas à se ramollir après être arrivées à l'état de tubercules caséeux et dont le contenu de plus en plus liquide, tend à se désagréger et à être expulsé. Il en résulte des cavernules qui, réunies à leurs voisines, forment des cavernes par pertes successives de substance.

Cette hypergenèse se produit principalement dans les parties les plus vascularisées et autour des vaisseaux sanguins, dans le tissu conjonctif qui entoure les alvéoles et les lobes pulmonaires. Les plèvres participent aussi, par voisinage, à cette tuberculisation, qui agit par éruptions successives. Et chose importante à connaître, aux divers degrés de l'évolution se manifestent des fluxions et des inflammations locales qui en accélèrent la marche.

A cette formation de tubercules se joint une espèce de sclérose, par développement du tissu fibreux inter-alvéolaire, qui supprime les vésicules pulmonaires, quand elles ne sont pas détruites par la fonte des tubercules.

La pneumonie caséeuse, qu'elle soit essentielle ou qu'elle accompagne la tuberculose dont elle ne serait qu'une manifestation, diffère, non seulement de celle-ci par la nature du produit, mais aussi par le siège. La phtisie pulmonaire tuberculeuse est extra ou inter-alvéolaire, la phtisie caséeuse est intra-alvéolaire.

Les cavernes qui résultent de ces affections présentent deux aspects différents. Tantôt elles semblent être creusées dans la matière morbide, leurs parois sont formées d'éléments nécrobiotiques, elles paraissent parfois gangréneuses et exhalent alors une odeur fétide. Ce sont les cavernes de la période d'état ou de progression. Elles ne tendent qu'à s'agrandir. Tantôt ou les trouve vivantes, leurs surfaces sont couvertes de vaisseaux et de bourgeons charnus. Elles sont en voie de cicatrisation et parviennent, quand elles ne sont pas trop grosses, à s'obstruer.

On tire de ces connaissances des déductions dont découle le traitement :

1° Il est important de modifier la nutrition dont le système lymphatique et le tissu conjonctif sont le siège.

2° Il faut s'opposer, autant qu'on le peut, aux congestions qui accompagnent nécessairement les éruptions granuleuses.

3° On doit modifier l'état des éléments pulmonaires : Muqueuse, vaisseaux, tissu fibreux.

4° Enfin il reste à combattre la diathèse, à favoriser le remontement de l'organisme et la nutrition générale.

Les Eaux de Saint-Honoré peuvent-elles remplir ces indications ?

La pratique répond victorieusement et d'ailleurs la composition de ces eaux rend bien compte de ces effets.

On peut en conclure que, grâce aux éléments sulfureux, la circulation et les phénomènes de nutrition sont stimulés; que la prolifération des cellules est enrayée et qu'ainsi est combattue la tuberculose à son point de départ;

Que l'arsenic, tout en aidant aux sulfureux dans cette œuvre, a l'avantage de modérer les combustions et combat avec succès la fièvre;

Que les sulfureux, auxquels on attribue les hémoptysies rares quand le traitement est bien dirigé, déterminent plutôt une activité de la circulation que des congestions; qu'il ne faut pas confondre ces deux termes et qu'en somme le sang sans cesse renouvelé au contact des parties malades, en y donnant plus de vie, s'oppose à leur dégénérescence;

Que l'arsenic, stimulant le système nerveux et musculaire, agit dans le même sens et rend la respiration plus facile;

Que ces deux principes, s'éliminant par la muqueuse pulmonaire, y sont apportés en quantité par la circulation et sont en contact direct avec les différents éléments du poumon et les produits morbides qu'ils modifient heureusement;

Qu'enfin la diathèse est parfaitement combattue par l'action de l'arsenic et du soufre, en même temps excitante des fonctions de nutrition et modératrice des combustions, et la vertu reconstituante des alcalins, entre autres du chlorure de sodium dont la dose (trente centigrammes) est comparable à celle des Eaux-Bonnes; ces alcalins agissent encore contre les congestions.

Les eaux de Saint-Honoré ont encore une excellente influence sur la marche de la phtisie, en empêchant le retour des bronchites qui correspondent souvent à l'évolution du processus inflammatoire.

Voici quelques observations qui établiront mieux que tout raisonnement l'efficacité de nos sources:

M. C.... 18 ans, constitution vigoureuse, poitrine très développée, a eu, au mois d'avril, une pleurésie compliquée de bronchite ; la pleurésie n'a pas été grave. Depuis ce temps, il a perdu ses forces et sa santé a décliné. Il tousse toujours. Envoyé à Saint-Honoré au mois de juin, il présente, à la percussion, un peu de submatité du côté gauche, des râles sous-crépitants et muqueux, dans les deux tiers inférieurs, avec un peu de frottement pleural. Au sommet, le murmure respiratoire est un peu affaibli et l'expiration prolongée. Le spiromètre donne le chiffre élevé de 4550 centimètres cubes et le pneumatomètre 144 m.m. pour l'expiration brusque. Traitement : Boisson, inhalation, douches de pieds. Le troisième jour, les râles commencent à disparaître et le sixième le malade va tellement bien que je n'hésite pas à ordonner les grands bains et à augmenter l'énergie du traitement. Le frottement pleural persiste seul le dixième jour, les râles ont disparu et au sommet on ne trouve plus rien.

Je joins aux bains une grande douche à 42°, tous les deux jours, qui amène en peu de temps la disparition du frottement. M. C... s'en va complètement guéri, les forces sont bien revenues, les couleurs et l'embonpoint renaissent. Le spiromètre donne 4650, le pneumatomètre ne change pas. Les confrères qui m'avaient envoyé ce malade le considèrent aussi comme tout à fait rétabli.

M. R... est venu trois années successives à Saint-Honoré. D'une complexion délicate, très fatigué par un travail exagéré et ayant eu, quatre ans auparavant, une pleurésie chronique qui s'est prolongée six semaines. Il était amaigri, accusait des douleurs entre les deux épaules et au sommet gauche en arrière. Submatité prononcée dans une partie des deux tiers inférieurs du côté gauche en arrière :

Fausses membranes au niveau du tiers inférieur de l'omoplate. Le sommet gauche était le siège d'une légère submatité dans la fosse sus-épineuse ; à l'auscultation : faiblesse
du murmure vésiculaire, expiration prolongée, respiration
saccadée et quelques craquements secs à l'inspiration au
sommet, frottement à la base dans les deux tiers inférieurs. A ces symptômes se joignait un peu de laryngite.
Rhumes fréquents et persistants, expectoration tous les
matins.

Après une amélioration sensible, la première et la
deuxième année, pendant lesquelles les forces reviennent
et où les rhumes sont moins fréquents, la guérison com-
plète se déclare à la suite d'une troisième saison. Il ne
reste plus aujourd'hui qu'un peu de frottement au niveau
de l'omoplate, mais plus de traces de phtisie pulmonaire.

Madame B..., tempérament strumeux, vient à Saint-Honoré depuis plusieurs années, elle est atteinte de phtisie
à marche très lente, à poussées successives que guéris-
saient bien les eaux. A plusieurs reprises, j'ai constaté des
cavernes étendues aux deux sommets. Cette année il n'y
en a plus traces.

M. Ch... phtisie au deuxième degré, (craquements,
submatité, etc...'pertes de forces, toux et expectoration
abondante) est venu à Saint-Honoré en 1878. Il est guéri
actuellement.

M. L..., 25 ans, atteint de pleurésie chronique, puis de
signes manifestes de tuberculose, a fait une saison à
Saint-Honoré en 1875. A cette époque on désespérait de lui.
Il se porte bien actuellement, mène une vie très active et
fait souvent des excès.

Mlle A. R. fut prise pendant l'hiver de 1873-74 de symptômes évidents de phtisie à la période de ramollissement,

au sommet droit, avec laryngite et aphonie, amaigrissement complet, hémoptysies très abondantes menaçant sa
vie. Ces accidents duraient depuis six mois, quand on
l'envoya à Saint-Honoré où elle eut encore quelques cra-
chements de sang. Elle revint guérie. L'année suivante
elle se maria, puis, deux ans après, contracta un nouveau
mariage, eut deux enfants qu'elle allaita et qui se portent
bien, ainsi que leur mère. Dans l'intervalle, son père et sa
mère sont morts phtisiques, il y a trois ans.

M. D....., phtisique au troisième degré, cavernes très
étendues, est allé à Saint-Honoré, il y a douze ans, dans
un état épouvantable. Pendant dix ans, chaque année, il y
faisait une saison et chaque fois rentrait guéri ; plus de
signes stéthoscopiques. Au milieu de l'hiver il retombait.
D'abord il avait une bronchite qui était le début de la
poussée tuberculeuse, puis les mêmes accidents que les années précédentes revenaient. Malgré cela il pouvait vaquer
à ses affaires, depuis son retour des eaux jusqu'à sa rechute.

La dixième année, plus occupé, il se fatigua outre mesure
et ne put faire sa saison thermale qu'en deux fois et dans
de mauvaises conditions; les crachats étaient purulents, il
y eut des hémoptysies, etc., plus une céphalalgie persistant
deux mois. Il a succombé deux mois après sa saison.

Pas d'antécédents héréditaires, mais un de ses enfants
est mort d'une méningite tuberculeuse.

Ces dernières observations m'ont été communiquées par
un médecin très distingué qui a, dans les eaux de Saint-
Honoré, la plus grande confiance.

Elles ont l'avantage de relater des cures déjà anciennes
et dont les suites ont été sérieusement contrôlées.

Il y a peu de contre-indication à l'emploi de ces eaux
dans la pthisie pulmonaire. Rarement elles réveillent les

accidents inflammatoires. Les hémoptysies, quand elles ne sont pas abondantes et fréquentes, n'empêchent pas de recourir à ce traitement.

Les laryngites tuberculeuses sont ordinairement très vite modifiées quand les lésions ne sont pas trop graves, et la voix revient.

8° *Otites externes. Otorrhées.* Les douches d'eau pulvérisée jointes au traitement interne m'ont bien réussi dans plusieurs cas ; l'écoulement s'est arrêté, l'état inflammatoire de la muqueuse a disparu. Dans un cas, j'ai vu guérir des ulcérations déjà anciennes.

9° *Affections de l'utérus.* Les principes des eaux s'éliminant par la muqueuse utérine combattent très heureusement ses catarrhes, surtout quand ils sont sous la dépendance d'une diathèse scrofuleuse ou herpétique. L'aménorrhée et la dysménorrhée sont aussi du ressort de nos Eaux qui, à leurs propriétés stimulantes de la circulation, toniques et fortifiantes, joignent une action locale qui favorise l'établissement et la régularisation du flux menstruel. Nous employons dans ce dernier cas les demi-bains.

10° *Dermatoses.* Les éléments sulfureux et arsenicaux ont une action directe sur les muqueuses de la peau.

Nous venons d'étudier cette action dans le traitement des affections des muqueuses. Occupons-nous maintenant des maladies de la peau.

Là encore nous allons avoir de brillants succès à enregistrer, cependant il est juste de dire que certaines formes semblent réfractaires à ce traitement. Sans parler des formes aiguës et congestives, j'ai constaté dans les dermatoses sèches et notamment dans le prurigo et le lichen, des insuccès complets et même une aggravation passagère des symptômes, qui cesse avec le traitement thermal. Ces phénomènes sont dus aux sulfureux dont l'action prédomine dans nos eaux et qu'on ne saurait enlever sans le dénaturer.

Les dermatoses à forme humide sont, au contraire, très promptement et très sûrement améliorées et guéries à Saint-Honoré. Après avoir subi dans beaucoup de cas, une légère recrudescence, les symptômes diminuent, les surfaces pâlissent, les parties tuméfiées s'abaissent et le champ du mal se retrécit.

Les syphilides et les scrofulides sont très rapidement modifiées.

Les formes les plus graves fournissent des succès.

J'ai soigné une jeune dame, d'un tempérament lymphatique, pour un lupus hypertrophique de la face qui avait été traité par le raclage et avait résisté aux autres moyens employés. Ce procédé avait d'abord réussi, mais les tubercules, au moment où je vis cette dame, avaient une tendance manifeste à revenir. Déjà plusieurs étaient saillants, la coloration de la peau était violacée.

Je soumis cette dame à un traitement général auquel j'ajoutai les pulvérisations d'eau sur la face. Au bout de quelques jours, je vis les tubercules s'affaisser et la couleur disparaître peu à peu. Bref, à la fin d'un mois de traitement, la situation était améliorée d'une façon inespérée.

La guérison s'est accentuée après la cessation du traitement. L'année suivante, nouvelle saison pour confirmer la guérison. Depuis j'ai eu occasion de voir cette dame, rien n'a reparu.

11° La *Diathèse scrofuleuse* et ses manifestations sont heureusement traitées à notre station.

12° *La syphilis* constitutionnelle présente deux indications formelles : éliminer le virus, le détruire et reconstituer l'organisme. Les eaux sulfureuses sont depuis longtemps considérées comme très utiles dans ce traitement. Elles ont aussi la propriété d'éliminer le mercure. Enfin elles ont le pouvoir de faire disparaître la syphilis qui est à l'état latent et sont à ces divers points de vue fort appréciées.

12° *L'anémie* et les débilitations sont guéries sous l'influence des propriétés stimulantes des eaux.

13° Enfin je citerai les *Dyspepsies atones* qui n'ont été traitées qu'incidemment, mais qui seraient, j'en suis convaincu, parfaitement guéries à Saint-Honoré, dont l'eau développe au plus haut degré les fonctions digestives.

En résumé, les eaux de St-Honoré :

1° Ont, à l'intérieur, une action directe sur les fonctions digestives, d'où leur efficacité dans les dyspepsies atones, l'anémie et tous les cas où l'organisme a besoin d'être relevé.

A l'extérieur, une influence altérante et modificatrice des productions morbides des muqueuses : dermatoses, pharyngites, otites, coriza, etc.

2° Diffusées, elles activent la circulation et les fonctions de nutrition, stimulent les systèmes nerveux et musculaire et modèrent les combustions : anémie, scrofule, phtisie, etc.

3° Éliminées, elles modifient les fonctions et les éléments constitutifs des muqueuses et de la peau, par leur action altérante, tonique et substitutive : catarrhes, tuberculose, et dermatoses.

Elles agissent plus promptement sur les muqueuses que sur la peau, l'élimination des principes gazeux et autres étant plus rapide par cette voie.

Clinique spéciale des enfants

Après avoir passé en revue les maladies d'adulte que l'on soigne à Saint-Honoré, je dois parler des affections des enfants pour lesquels j'ai cru devoir faire un chapitre spécial.

Les maladies chroniques chez les enfants proviennent d'un vice héréditaire ou sont accidentelles. Dans l'un et l'autre cas on peut généralement, par une thérapeutique et une hygiène appropriées, arriver à une amélioration notable.

Il ne faudrait pas croire que, parce que la maladie a été transmise par les parents, elle soit immuable, qu'on ne puisse la déloger ou en arrêter les manifestations et qu'il n'y a plus qu'à se croiser les bras en déplorant son impuissance. Au contraire, souvent on transforme les enfants. On redresse les membres, on affermit les tissus, on rend les couleurs au visage. L'appétit, les forces reviennent sous l'action d'une bonne médication. A coup sûr, on éprouve des insuccès ; mais il serait coupable de ne pas tenter l'épreuve qui ne peut en rien être préjudiciable à la santé future. Il faut, au contraire, intervenir sans perdre un instant. La raison en est simple.

L'enfance est l'âge où la croissance se fait. L'enfant ne vit que pour grandir ; ses facultés intellectuelles se développent, son corps se forme. Il mange beaucoup, assimile avec une sorte d'empressement, respire fréquemment pour suffire aux combustions intenses dont il est le siège. Sans cesse en mouvement, il développe son système musculaire et active sa circulation.

Mais si, à ce moment, la maladie qui veille, vient surprendre l'homme en formation, le développement physique et moral est arrêté et souvent compromis pour toujours. Un changement radical s'opère chez l'enfant. Ses joues pâlissent, ses membres deviennent grêles et parfois difformes. Il n'a plus d'appétit, il s'affaisse. Il était gai, remuant, bruyant même, il remplissait la maison de ses cris de joie, de sa gracieuse turbulence ; voyez-le maintenant, triste, souvent en pleurs, sans curiosité, comme sans forces.

Quand le début est insidieux, quand le mal s'introduit lentement, progressivement, sans que des symptômes inquiétants viennent déceler son invasion, l'ennemi peut passer inaperçu. Le développement des organes est alors entravé et se fait dans de mauvaises conditions. Le vice est là qui imprime son cachet à toutes les fonctions ; le tempérament s'altère, la constitution devient mauvaise. Au lieu d'un homme fort et vigoureux, on n'aura qu'un chétif si l'on n'y prend garde.

Si c'est à une diathèse que l'on a affaire, le mal fait, pour ainsi dire partie de l'enfant. Tantôt c'est la tuberculose, la scrofule, la lymphatisme, ou la syphilis, l'arthritisme ou l'herpétisme, qni a été été transmis par les parents. Toutes ces maladies latentes, ces prédispositions malheureuses sont reconnues par le médecin. Un enfant peut être d'une perfection physique et morale apparente ct cependant présenter des signes auxquels on ne se trompe pas. Certains enfants sont réellement beaux et le caractère même de cette beauté suffit à faire reconnaître le vice de leur constitution. Toutefois le cas n'est pas toujours aussi simple, mais il reste au médecin une ressource.

Il étudie le tempérament des parents chez lesquels la maladie a eu le temps d'évoluer ; s'ils étaient atteints d'un vice constitutionnel avant la naissance de leurs enfants, il est probable que ceux-ci en ont leur part. Et alors on doit intervenir, fortifier les organes, modifier le tempérament avec ses fâcheuses prédispositions, en un mot, combattre à l'avance le mal qui ne se déclarera que plus tard. On lutte avec d'autant plus de chances de succès qu'à ce moment la constitution se forme et est, si je puis le dire, plus malléable.

A côté des diathèses, je placerai une autre cause perturbatrice de l'économie : le séjour prolongé dans les grandes villes. La vie, sans exercice au grand air, à l'abri du soleil dans des appartements hermétiquement clos, au milieu d'une atmosphère viciée, sans ozone, engendre la faiblesse de la constitution, la chlorose, l'anémie, etc. Il ne faut pas s'y tromper l'existence dans les villes, le mode d'éducation et d'instruction actuel, dans lequel on cherche à développer l'intelligence trop souvent au dépens du corps dont on ne s'occupe pas, tout cela fait beaucoup de victimes. En attendant qu'on ait adopté d'autres mœurs, il est bon de demander à l'hygiène et à la médecine d'aider l'enfant et l'adolescent à résister à ces causes de destruction.

Enfin les maladies aiguës, telles que la fièvre typhoïde, les fièvres éruptives, les affections de poitrine, etc., auxquelles l'homme est exposé dans les premières années de sa vie jettent dans son développement une perturbation qui persiste qnelquefois longtemps. On devra, par tous les moyens, favoriser le retour des organes à l'état normal et abréger la convalescence. C'est là un principe trop connu pour que j'y insiste.

Je dois aussi signaler, comme cause de maladie, l'établissement de la puberté. L'homme sort alors de l'enfance, il est en possession de toutes ses fonctions, il ne lui reste plus qu'à les développer. Les changements qui se produisent chez lui, à cette occasion, sont importants et graves. Il faut les surveiller attentivement.

Une dernière considération : Les jeunes gens pubères ne tardent pas à se reconnaître en possession d'une nouvelle fonction et des sensations qu'elle peut procurer. Trop souvent ils en abusent, et compromettent leur santé. On concevra que s'ils ont une constitution vigoureuse, ils résisteront plus facilement à la fatigue. Il ne faut donc rien négliger pour la leur procurer.

J'ai tenu à énumérer, d'une façon succincte, les raisons qui militent en faveur d'une intervention prompte, chaque fois que l'enfant est sous l'influence d'une diathèse ou d'une cause de dépression, sans attendre que les manifestations qui leur succèdent se soient produites, car souvent on vit dans un calme trompeur et une indifférence coupable.

Nous devons maintenant nous occuper, en particulier, de celles de ces maladies que les Eaux de Saint-Honoré peuvent modifier et guérir. J'ajouterai que, plus encore que pour les adultes, le séjour à la campagne est d'une heureuse influence et que nulle part on n'en ressentira mieux l'action qu'à notre station.

Enfin, l'action douce de nos eaux, leur thermalité peu élevée, les diverses sources qui permettent de varier le traitement, en font un médicament précieux et unique pour les maladies des enfants.

Depuis longtemps déjà elles ont une légitime renommée et le nombre des enfants qui y viennent chaque année est considérable.

L'automne, qui est généralement beau dans nos contrées, donne le loisir de ne pas interrompre les études, et de profiter des vacances pour les conduire aux Eaux et y prolonger leur séjour.

Voici quelles sont les maladies de l'enfance et de l'adolescence que nous traitons à Saint-Honoré :

Il ne sera pas question de celles de la première enfance ; il serait difficile d'administrer, à cet âge, un médicament comme celui-là. La dentition qui se termine avec la première enfance, est souvent le signal de l'explosion d'accidents scrofuleux etc.; mais sauf les manifestations syphilitiques, c'est surtout dans la dernière enfance qu'on les voit se dérouler.

1° Les *Angines* sont fréquentes chez les enfants. En outre du peu de précaution qu'ils prennent pour éviter le le froid, ils sont souvent prédisposés à ces affections par une diathèse. On voit alors les amygdales s'hypertrophier et des maux de gorge à répétition survenir à chaque instant pendant la saison froide.

2° Les *Laryngites* chroniques sont rares chez les enfants non tuberculeux.

3° Les *Bronchites* sont parmi les maladies les plus sérieuses de l'enfance. Elles surviennent seules ou accompagnent les fièvres éruptives, surtout la rougeole et la fièvre typhoïde et passent à l'état chronique sous l'influence d'une diathèse. Ces affections affaiblissent beaucoup les petits malades.

L'hypersécrétion bronchique se fait au dépens des autres fonctions. Les mucosités et l'épaississement de la muqueuse portent obstacle à l'hématose. Aussi les enfants sont-ils en général pâles et chétifs. Enfin il est utile de rappeler que les bronchites sont souvent suivies de tubercules.

4° L'*Adénopathie bronchique* est une maladie secondaire. Elle succède à la coqueluche, aux bronchites; elle accompagne la phthisie pulmonaire et quelquefois le mal de Pott. Le lymphatisme et la scrofule y prédisposent. Ses symptômes extrêmement variés, suivant le siège des ganglions atteints et des organes qu'ils compriment, simulent plusieurs maladies et donnent lieu à de fréquentes erreurs de diagnostic. On rencontre de l'œdème des poumons (compression des veines pulmonaires), des engorgements du foie (compression de la veine cave inférieure), des souffles cardiaques (compression de l'aorte), des battements du cœur, des accès d'asthme ou d'angine de poitrine (compression des nerfs pneumogastriques), du souffle caverneux (compression des poumons) etc.

Quand cette affection n'est pas tuberculeuse, mais simplement congestive, elle guérit bien. Aucune Eau ne lui convient autant que celle de Saint-Honoré qui agit sur la cause de l'adénopathie en même temps que sur les ganglions dont elle dissipe l'engorgement. Elle rétablit l'intégrité des fonctions pulmonaires altérée par la coqueluche ou les bronchites. Stimulante de la circulation, elle agit sur l'état général. A propos de la phthisie des adultes, je me suis suffisamment appesanti sur l'action de ces Eaux sur le système lymphatique pour n'y pas revenir.

5° La *congestion chronique* des poumons est une source de succès pour nos Eaux. Comme la maladie précédente, c'est une affection secondaire succédant à la Bronchite, à la Pneumonie, à la Rougeole, à la fièvre typhoïde et se rattachant souvent à la scrofule et à l'herpétisme.

Elle simule la phthisie pulmonaire au début et il est souvent difficile de savoir s'il n'y a pas derrière une infiltration tuberculeuse. La congestion cède rapidement à l'action de nos Eaux et les tubercules sont démasqu s'il ss existent. Cette congestion est asthénique, l'action stimulante des Eaux en explique la prompte disparition.

6° *Phtisie pulmonaire*. Je ne reviendrai pas sur ce que j'en ai dit plus haut, mais je dois rappeler que c'est une maladie de misère de l'organisme et que les diverses diathèses et principalement la scrofule y prédisposent. Par suite, on doit éviter toutes les causes de dépression, remonter, fortifier les enfants faibles.

Quand la tuberculose est établie, il faut appliquer sans retard les ressources de la thérapeutique. On ne met plus en doute maintenant que la phtisie soit curable.

7° Les manifestations de la *scrofule* dans l'enfance sont très fréquentes. Les enfants scrofuleux s'enrhument facilement, ils ne peuvent résister au froid, leurs fonctions sont languissantes. L'impétigo, l'eczéma, l'acné, le lupus, etc., envahissent la peau. Du côté des muqueuses, du coriza, de l'ozène, des bronchites permanentes, etc. Les ganglions s'enflamment et aussi les os, le périoste, les articulations.

Tout cela est du ressort de nos eaux, qui relèvent l'état général, tout en modifiant ces lésions. Mais il faut ordinairement pour obtenir un résultat sérieux et durable, plusieurs saisons thermales.

8° *Dermatoses*. L'eczéma du cuir chevelu, l'impétigo de la face, ainsi que quelques autres maladies de peau, très fréquentes chez les enfants, sont bien modifiées par nos sources.

9° Je rappelle l'efficacité de l'eau de Saint-Honoré dans la syphilis, la chlorose, l'anémie, la leucorrhée, etc. Mais je dois une mention spéciale à l'établissement difficile des menstrues, qui fait tant souffrir les jeunes filles, dont les eaux ont promptement raison.

10° Faut-il encore citer les paralysies *sine materia*, qui succèdent à certaines maladies et entre autres à la diphtérie.

11° Les enfants relevant de maladie devraient toujours être conduits aux eaux et à la campagne.

Enfin ceux qui séjournent dans les villes, dans des conditions déplorables, qui engendrent la chlorose, l'anémie, etc. devraient, par une mesure de précaution, passer tous les ans un certain temps à la campagne ou mieux au bord de la mer ou suivre un traitement thermal excitant, qui est infiniment préférable.

D'après cette énumération que j'ai cherché à faire aussi courte que possible et à laquelle j'aurais pu joindre des observations très concluantes, on voit que les eaux de Saint-Honoré ont de précieuses applications dans la pathologie infantile.

Hygiène des Eaux

Il est important pour la réussite d'un traitement thermal que les baigneurs ne transgressent pas les lois de l'hygiène. Voici en deux mots les précautions qu'ils auront à prendre :

1° *Régime*.—Les eaux favorisant les fonctions digestives et excitant l'appétit, (ainsi que l'air de la campagne et l'exercice), les baigneurs sont disposés à faire honneur aux tables d'hôte.

C'est là un tort, au début de la saison. En vertu de l'action stimulante des eaux, qui se manifeste au bout de quelques jours par une exacerbation de phénomènes pathologiques, on doit user de prudence jusqu'à ce que cette période soit passée. Je ne veux pas dire qu'on doive se priver de nourriture, mais il ne faut pas en abuser.

Après, s'il n'y a pas de contre-indications, il n'y a qu'avantage à manger à son appétit. Les digestions, sauf de très rares exceptions, sont toujours excellentes. Toutefois, il faut faire un choix dans les aliments ; les mets épicés, les viandes salées, le poisson et les crustacés sont, dans beaucoup de cas, préjudiciables.

2° *Exercice*. — La marche, les promenades dans la campagne, en évitant de séjourner à l'ombre, en étant en sueur, et de rester, trop longtemps sans abri au soleil, sont très recommandables ; après un bain, une douche, elles sont indispensables.

Dans les jours froids, humides, il ne faut pas hésiter à rentrer dans sa chambre en chaises à porteurs, après des douches chaudes et des bains, sous peine de perdre le bénéfice du traitement et même de prendre un refroidissement Il serait même à désirer que cet excellent usage devint une habitude générale, même dans les beaux jours. La raison en est simple : Si vous prenez une douche à 45°, par exemple, vous sortez, tout humide de sueur, dans une atmosphère de 30 à 35 degrés (et souvent moins) qui a, en outre, l'inconvénient d'être agitée et de produire une évaporation rapide et un refroidissement inévitable ; d'autant plus que, quoi qu'on fasse, on ne peut éviter d'avoir la barbe et les cheveux mouillés.

Je recommande spécialement les excursions et même les stations dans les bois de sapins qui, par l'ozone et les principes résineux, sont d'excellents adjuvants du traitement sulfureux.

Il faut encore prendre des précautions le matin et le soir. Malgré le peu de variations de la température, il se produit, comme partout, à ces moments, un abaissement notable de la chaleur. Si l'on sort, il faut diriger ses promenades en dehors de la vallée, sur les hauteurs, où il n'y a pas de trace d'humidité.

3° *Vêtements*. — Le climat étant très doux et peu variable, les vêtements ordinaires suffisent, cependant ceux de laine, et de couleur claire, sont les meilleurs, même pendant les grandes chaleurs. Mauvais conducteurs de la chaleur, ils s'opposent à la déperdition de la chaleur vitale, quand la température ambiante est inférieure et à l'impression gênante de la chaleur solaire, si elle est supérieure. L'usage de la flanelle est très bon, car le traitement prédispose à la transpiration.

Les malades atteints à la gorge, aux bronches, etc., devront prendre plus de précautions que les autres et se munir de vêtements chauds, pour peu qu'ils éprouvent une impression de fraicheur.

Ces conseils sont principalement applicables à la première période du traitement.

4° *Habitation.* — On reste peu chez soi, aux Eaux, il n'y a donc pas grand choix à apporter dans le logement. Je ne vois d'ailleurs pas qu'on doive, au point de vue de l'hygiène, préférer habiter au bourg, sur la colline ou dans les hôtels situés au-dessus du fond de la vallée. On verra, en effet, lorsqu'il sera question du climat que l'humidité, les brouillards assez fréquents soir et matin dans la vallée ne s'étendent pas au delà et ne s'élèvent pas au-dessus de 2 ou 3 mètres généralement.

De l'emploi des agents thérapeutiques pendant une cure thermale — Aérothérapie

Les Eaux constituent-elles, à elles seules, un traitement complet ? Doit-on faire usage d'autres médicaments pour en favoriser l'action ?

C'est là une question importante, mais facile à résoudre.

Les Eaux étant très actives, il est inutile et souvent nuisible de leur adjoindre une médication parallèle.

Les malades auxquels on a affaire sont atteints d'affections chroniques, c'est-à-dire longues et rebelles ou relèvent d'une maladie aiguë. Dans les deux cas, leur estomac est fatigué des médicaments qu'ils ont dû prendre. Leur donner de nouveaux remèdes ne les soulagera donc pas. Au contraire, les Eaux sont parfaitement supportées et, en même temps qu'elles combattent la maladie, elles relèvent les forces et rétablissent les fonctions digestives.

On ne saurait donc se montrer trop reservé dans l'administration des substances pharmaceutiques, sauf dans des cas exceptionnels. Cependant presque toujours l'emploi de médicaments coïncide avec une suspension momentanée du traitement thermal.

Dans quelques cas rares, on doit aider l'action des eaux. Ainsi, il faut se garder d'interrompre le traitement spécifique de la syphilis chaque fois qu'il existe une manifestation de cette diathèse. Les eaux en sont un excellent adjuvant, mais elles ne peuvent le remplacer. Elles éliminent la mercure, s'opposent aux accidents qu'il peut amener, elles opèrent localement sur les syphilides, favorisent la destruction du virus, mais elles ne peuvent seules guérir la maladie.

Chez le syphilitique qui n'a pas d'accidents au moment, on se contente d'administrer les eaux, qui alors, s'il reste quelque puissance vérolique, déterminent une poussée vers la peau ordinairement.

Quand l'eau ne produit pas un peu de diarrhée, une légère purgation est nécessaire dans certains cas. J'emploie l'eau de Santenay, qui est très facile à boire n'ayant aucun mauvais goût, d'une saveur salée mais non amère comme les eaux Allemandes. Son action est très douce.

Dans les actions du larynx et les angines, il est indiqué de favoriser la modification de la muqueuse par des badigeonnages et des cautérisations, sans cela, les follicules hypertrophiés, les ulcérations, la vascularisation exagérée seraient trop lents à disparaitre et résisteraient quelquefois à l'action altérante de l'eau.

Il ne peut y avoir de doute pour l'usage de petit lait, comme adjuvant du traitement thermal. Depuis que je le conseille à mes phtisiques et à tous ceux qui sont débilités, j'ai pu en contrôler les excellents effets nutritifs. Le petit lait s'oppose à l'amaigrissement, il soutient bien les malades. Il est très facile de s'en procurer à Saint-Honoré et j'espère qu'on ne tardera pas à installer dans le voisinage de l'établissement une vacherie où on pourra boire du lait chaud et du petit lait.

Nous faisons aussi un grand usage de l'hydrothérapie dans certaines affections, l'anémie entre autres, concurremment au traitement thermal.

Enfin, il me reste, pour terminer, à dire un mot d'un traitement auquel j'ai soumis depuis une année quelques uns de mes malades. Je veux parler de l'aérothérapie, suivant le système et avec l'appareil du professeur Waldenburg, de Berlin.

Cet appareil étant peu connu en France où l'on fait surtout usage des cloches pneumatiques dans lesquelles entre le malade, je me permets d'en donner une description succincte, qui fera mieux comprendre son fonctionnement et les effets curatifs que l'on en retire.

Voici en quoi il consiste : Un grand cylindre rempli d'eau jusqu'à une certaine hauteur, dans lequel on introduit un autre cylindre d'un diamètre un peu moindre, fermé à sa partie supérieure sauf deux orifices. Au premier on place un tube en caoutchouc et le deuxième met l'intérieur du cylindre en communication avec un manomètre à mercure destiné à mesurer la compression ou la raréfaction de l'air qui y est contenu.

Le cylindre intérieur est muni d'anneaux où sont fixées des cordes qui passent sur des poulies de renvoi et supportent à leur extrémité des poids que l'on change à volonté. Le tube en caoutchouc qui part d'un des orifices est terminé par un robinet à double jeu, qui porte un masque que l'on place sur la bouche et le nez. Ce robinet établit communication, suivant la position de la clef, avec l'atmosphère ou l'intérieur de l'appareil.

Le fonctionnement est très simple. Si on veut de l'air raréfié on baisse le cylindre intérieur, puis on ferme la communication avec l'air extérieur et on le soulève au moyen de poids. Pour comprimer l'air, on lève le cylindre intérieur jusqu'en haut et après avoir fermé le robinet on le charge de poids.

La compression ou la raréfaction de l'air, dans l'intérieur de l'appareil, n'est jamais forte et dans la pratique on ne dépasse guère + ou — 25 millimètres, en moyenne 10 à 20.

Comment peut-on obtenir des effets sérieux avec des pressions aussi faibles (un trentième d'atmosphère au maximum), quand on emploie des pressions dix fois plus fortes (30 cent. de mercure soit deux cinquièmes d'atmosphère) dans les bains d'air comprimé ?

Cela s'explique par ce fait qu'avec l'appareil de Waldenburg le malade est placé dans l'air ambiant, tandis que ses poumons sont en contact avec l'air comprimé ou raréfié de la cloche et qu'ainsi la cage thoracique est soumise à une pression interne ou externe importante et qui facilite le jeu de la respiration et de la circulation. Avec les bains d'air comprimé la pression est la même à l'extérieur et à l'intérieur de la poitrine.

D'un autre côté, nous ne faisons jamais faire les deux temps de la respiration dans les mêmes conditions. Par exemple, si on inspire de l'air comprimé, ou expire dans l'atmosphère. Ces effets mécaniques sont donc très énergiques. Dans les bains d'air comprimé la respiration tout entière se fait dans les mêmes conditions.

Aussi avec ces deux systèmes obtient-on des résultats différents.

Avec les bains d'air comprimé, on a un air à une pression assez élevée, on absorbe donc à chaque inspiration une plus grande quantité d'oxygène et comme résultat, on a une suroxygénation du sang, d'où leur emploi dans les maladies où il y a appauvrissement du sang : cachexies, anémie, convalescence et dans celles où les combustions sont incomplètes : diabète, goutte, obésité.

L'air agit aussi par sa pression en décongestionnant les muqueuses, ce qui en indique l'emploi dans les catarrhes.

Avec l'appareil de Waldenburg, ce sont les effets mécaniques que l'on utilise bien plutôt que la proportion légèrement plus grande d'oxygène que contient l'air comprimé trop faiblement pour avoir, de ce côté, des applications bien utiles.

Nous ne faisons usage, généralement, que des inspirations d'air comprimé et des expirations dans l'air raréfié.

Il est facile de comprendre que les premières décongestionnent les poumons et refluent le sang dans le cœur droit. Par suite l'effet se fait ressentir dans tout le système circulatoire. La tension s'élève dans les veines puisqu'il y a stase dans le cœur droit et, pour cette même raison, diminue dans les artères où le sang arrive en moindre quantité. On observe aussi que les pulsations deviennent régulières et plus fréquentes.

Les respirations dans l'air raréfié produisent des effets opposés.

Les inspirations sont applicables au traitement des maladies du cœur, toutefois on y joint les expirations quand elles sont à la période d'asystolie.

Mais ce sont les maladies des organes de la respiration qui nous intéressent le plus.

Voici, à ce sujet, les applications de cet appareil :

Dans l'emphysème les vésicules pulmonaires sont dilatées outre mesure, elles sont forcées ; l'air y séjourne, devient irrespirable, produit une irritation locale et restreint le champ de la respiration. C'est là probablement le mécanisme des accès de dyspnée des emphysémateux.

Les expirations dans l'air rarefié agissent de la façon suivante : Les pressions étant plus fortes à l'extérieur de la cage thoracique qu'à l'intérieur des poumons, l'expiration est plus profonde, les vésicules sont comprimées, l'air confiné en est chassé. Il se produit une succion vers l'extérieur qui l'entraîne.

Le mécanisme est le même pour l'asthme avec emphysème. Pour celui qui est lié à une lésion du cœur ou des gros vaisseaux, l'influence de cette médication sur la circulation pourrait être très utile.

Aucun agent thérapeutique ne donne des résultats comparables à ceux-ci dans l'emphysème. C'est, à coup sûr, le traitement le plus avantageux et les cas de guérison qu'il procure ne sont pas rares.

La congestion pulmonaire disparaît sous l'influence des inspirations d'air comprimé à quelque cause qu'elle soit due. Les vaisseaux sont, en effet, aplatis par la pression monaire est comprimé contre les parois de la cage thoracique.

Dans la phtisie, ce sont encore les inspirations d'air comprimé que l'on emploie. Elles déscongestionnent les poumons, s'opposent aux hémoptysies, aux formations d'exsudats plastiques, font pénétrer l'air dans toutes les vésicules pulmonaires s'opposant ainsi à leur obstruction.

La pleurésie tire des résultats utiles des inspirations d'air comprimé. A l'état aigu, celles-ci dilatant les poumons et exerçant une pression sur l'épanchement tendent à le faire résorber et à conserver les fonctions pulmonaires. Elles réussissent aussi très bien contre les adhérences consécutives. Dans ce dernier cas on peut y joindre les expirations d'air rarefié, pour exagérer dans tous les sens les mouvements des poumons.

La congestion de la muqueuse bronchique, son épaississement après des bronchites prolongées, sont aussi des effets de pression des inspirations d'air comprimé.

Comme on le voit, c'est là une médication absolument rationnelle dont l'efficacité est incontestable dans plusieurs maladies et supérieure dans l'emphysème.

Les malades ne sont jamais fatigués par ce traitement duquel ils retirent, au contraire, un soulagement très prompt et quelquefois immédiat.

Il n'y a donc aucun inconvénient à combiner l'aérothérapie avec l'emploi des eaux dans certains cas déterminés. On en obtient des résultats inespérés.

Tout cela n'est pas une théorie, mais bien la conséquence d'études très sérieuses, d'observations et d'expériences très concluantes.

Malheureusement l'appareil de Waldenburg est très peu répandu en France où cependant MM. Sieffermann, Kuss et Lambert l'ont bien étudié.

Climat de Saint-Honoré

Les stations thermales sont généralement situées à la campagne ; l'excellent air qu'on y respire contribue à la guérison concurremment avec les Eaux. Il est important d'établir, pour chaque station, le climat qui y règne, car de deux stations équivalentes, sous le rapport des sources, on choisira celle où le climat est le plus favorable.

Saint-Honoré réunit-il les qualités voulues pour un séjour utile à la santé ?

Un point est établi depuis longtemps, c'est l'extrème beauté de la campagne, l'air merveilleusement pur qu'on y respire, chargé d'ozone, qui se dégage des forêts, couvrant une grande partie du territoire et des émanations résineuses des bois de pins, situés à proximité de l'établissement.

Ce qui reste à étudier, c'est le climat dont on a une idée générale. Le printemps serait ordinairement pluvieux, l'automne magnifique, ainsi que l'été. Les matinées et les soirées seraient fraîches. C'est un climat doux. Mais jusqu'à présent on n'a pas noté d'observations météorologiques. J'ai vu là une lacune à combler. Je me suis mis à l'œuvre et je présente ici les observations que j'ai recueillies pendant la saison thermale de 1880. Chaque année je ferai le même travail.

L'établissement de Saint-Honoré est situé à une altitude de 272 mètres. Le bourg est à 302 m., sur une colline, 30 mètres, par conséquent, au-dessus de l'établissement. C'est au bourg que les observations ont été prises. Il est évident, qu'en outre des différences de pression atmosphérique et de température, il existe entre ces deux points une certaine diversité. Ainsi, dans la vallée, où se trouve l'établissement, il y a plus d'humidité, plus de fraîcheur avant le lever et après le coucher du soleil ; mais les vents y sont moins forts, l'air moins vif et seul, le vent d'ouest y a accès.

Il ne faudrait pas croire que cette humidité nocturne s'étende au loin. La vallée est très étroite, et de chaque côté le terrain s'élève assez rapidement. Elle est traversée par un ruisseau d'eau sulfureuse et tout son fond est tapissé de prés, très agréables à la vue, mais qui entretiennent de la fraîcheur. A mi-coteau, de chaque côté, s'élèvent des habitations et des hôtels complètement à l'abri de ces inconvénients et très salubres.

Avant de présenter les observations météorologiques, je dois rappeler que l'année 1880 a été froide et pluvieuse et que pendant l'été la température s'est maintenue plus basse que d'ordinaire. Ce n'est donc pas une année moyenne.

J'ai pensé qu'il n'était pas nécessaire de présenter les observations de chaque jour. J'en ai fait la moyenne, par périodes de 7 ou 8 jours, divisant chaque mois en quatre.

Le tableau n° 1 en donne le résumé. J'ai placé à la droite des indications des vents et du temps des chiffres, pour marquer le nombre de fois que ces phénomènes se sont présentés. Les orages, les brouillards peuvent coïncider avec une belle journée, quand ils ne donnent pas de pluie ou ne jettent pas une grande perturbation dans l'atmosphère.

On verra, dans ce tableau, que le mois de juin a été généralement froid et pluvieux, surtout dans la première semaine ; que nous n'avons eu que treize jours de temps beau ou du moins sans pluie. Le ciel a été nuageux, il y a eu quelques orages. La température a été en croissant depuis le commencement jusqu'à la fin. La moyenne de cette température n'est que de $+ 14°,1$ centigrade la nuit et

de + 16°, 9 le jour, en moyenne + 15°,5. Le brouillard
s'est présenté une seule fois. Pour la pression atmosphérique, nous avons 728,5 en moyenne, qui, réduite à la
pression du niveau de la mer, en tenant compte des
302 mètres d'altitude, donne environ 758,7, c'est-à-dire un
peu au-dessous de la pression moyenne.

Le mois de juillet a été presque constamment beau
(27 jours). Pendant cinq jours seulement, nous avons eu
un peu de pluie, généralement à la suite d'orages. Pendant
quatre jours, il a fait réellement mauvais temps. Un jour
l'orage et la pluie ont été très passagers. La troisième période du mois a été la plus chaude de la saison. La moyenne de la température s'y est élevée à + 20° 6 pour la
nuit, + 25 ° 4 pour le jour et pour les deux à + 23°,
tandis que la moyenne du mois n'a été que de 20° 7 (18° 4
pour la nuit et 23° pour le jour). La pression atmosphérique
s'est maintenue à 730, 1, plus grande qu'en juin. Elle a été
plus forte pendant la troisième période (731, 2, et réduite
à 760, 3). Le ciel a été tantôt clair, tantôt un peu nuageux.

Le mois d'août a été beau, sauf la première semaine où
des orages avaient dérangé le temps. Il y a bien eu du
brouillard à trois reprises, mais les premiers rayons du
soleil ne tardaient pas à le dissiper. Nous y comptons
23 jours de beau temps. Les deux dernières semaines, le
ciel a été extrêmement clair. La troisième période a été la
plus chaude, la température de la nuit s'élevant à + 18,8,
du jour à + 24, 1, en moyenne + 21°, 4, au-dessous de la
période correspondante du mois de juillet. Pour le mois
entier + 16, 8 la nuit, + 20, 9 le jour, soit 18°, 8 en moyenne. Le baromètre ne marque, en moyenne, que 728, 2
(758, 4). Les orages ont contribué à cette dépression.

Ordinairement le mois de septembre est très beau, on y

TABLEAU Nº 1

MOIS.		TEMPÉRATURE						PRESSION ATMOSPHÉRIQUE						ÉTAT du CIEL	VENTS	TEMPS
		NUIT.			JOUR.			ALTITUDE 302m.			RÉDUCTION AU NIVEAU DE LA MER.					
		max.	min.	moy.	max.	min.	moy.	matin.	soir.	moy.	matin.	soir.	moy.			
JUIN	1-7 inclus¹..	15.8	8.7	12.2	16.3	10.4	13.3	727.5	728.2	727.8	757.7	758.4	758	Général¹ très nuageux.	SO², OSO⁴, S¹.	Pluie₅, assez beau temps₂.
	8-15 — ..	17.7	10.9	14.3	19.4	14.2	16.8	728.8	727.7	728.2	759	757.9	758.4	Moins nuageux.	SO³, S², N₁, ONO¹, O¹.	Orages avec pluie₂, pluie₃, beau temps³, brouil¹.
	16-23 — ..	18.2	11	14.6	20.3	14.7	17.5	727.9	727.4	727.3	757.4	757.6	757.6	—	SO¹, SE⁷.	Orages², pluie₃ beau temps⁵.
	24-30 — ..	19.1	11.9	15.5	23.6	16.3	19.9	730.9	730.4	730.6	761.1	760.6	760.8	Nuageux⁴, tr. clair³.	SO², S¹, N₁ SE³.	Un peu de pluie³, très beau temps⁵.
	Mois entier...	17.7	10.6	14.1	19.5	13.9	16.8	728.6	728.4	728.5	758.8	758.6	758.7		SO⁵, OSO₄, S₄, SE₁₀, N²,ONO¹, O¹.	Pluie¹³, orages₄, beau temps¹³.
JUILLET	1-7 inclus¹..	20.6	12.8	16.7	24.5	16.5	20.5	734.9	729.5	730 7	782.1	759.7	760.9	Tr. nuageux², tr.clair₅	N¹, NO³, SE², SO¹.	Pluie¹, très beau temps⁶.
	8-15 — ..	21.8	13.2	17.9	27.2	17.9	22.5	731.3	730.7	731	761.5	760.9	761.2	Nuageux², clair₆.	SO₂, SE³, NO¹, ONO₂.	Orage¹, petite pluie₂; très beau temps⁷.
	16-23 — ..	24.7	16.6	20.6	30.2	20 7	25.4	731.4	730.9	731.2	761.6	761.1	761.4	Peu nuageux.	S3, SE2, NE¹, NO².	Orages³, très beau temps⁸.
	24-31 — ..	23.6	14.9	19.2	28.2	19.6	23.9	727.9	727.5	727.7	758.1	757.7	757.9	Tr. nuag.¹ tr. clair⁷.	SE³, SSO¹, SO², NO¹, NE¹.	Orage¹, pluie par instants², très beau temps⁶.
	Mois entier...	22.6	14 3	18.4	27.5	18.6	23	730.6	729.6	730.1	760.8	759.8	760.3		N¹, NO⁷, ONO², S², SO⁵, SSO¹, SE¹⁰, NE₃.	Orages³, pluie⁵, beau temps²⁷.
AOUT	1-7 inclus¹..	18.6	13.6	16	21.7	15	18.3	723.3	724.7	725	755.8	754.9	755.2	Général¹ nuageux.	SO³, NO³, SE¹,	Orages et pluie³, pluie¹, beau temps³.
	8-15 — ..	17.8	13.1	15.4	23.3	16.4	19.8	730.5	729.9	730 2	760.7	760.1	760.4	Tr. nuag.² as. clair⁶.	SO⁴, SE⁴, NE (très fort)¹, NO³.	Pluie¹, Brouillard le matin¹, beau temps⁶.
	16-23 — ..	22.3	15.4	18.8	29.2	19	24.1	728.4	727.9	728.1	758.6	758.1	758.3	Général¹ clair.	NO¹, O¹, SE3, SO¹.	Brouillard le matin¹, orages², petite pluie¹, beau temps⁷.
	24-31 — ..	19.6	14.5	17	25.3	18	21.6	729.7	729.5	729.6	759.9	759.7	759.8	—	O¹, SE⁷.	Orages², brouillard¹, pluie¹, beau temps⁷.
	Mois entier...	19.5	14.1	16.8	24.8	17.1	20.9	728.4	728	728.1	758 6	758.2	758.4		SO³, SE¹², NE¹, NO₉, ONO³, O2	Beau temps₂₉, Orages⁷, Brouillard³, pluie₄.
SEPTEMBRE	1-7 inclus¹..	22	15.9	18.9	28 4	20.7	24.5	736.5	733	735 7	766.7, 765		765.9	Général¹ clair.	NO², O¹, ENE¹, S¹, SE².	Tr. beau temps ⁷.
	8-15 — ..	19.8	13.7	16.7	21.7	15.3	20	727.3	726.9	727.1	757.5	757¹	757.3	Nuageux.	SO², SSO₃, OSO¹, S².	Pluie⁵, orages₂, temps froid¹, beau temps₃.
	16-23 — ..	13.9	10.3	12.1	18.3	12.5	15.4	730.8	730.7	730.¹	761	760.9	760.9	—	SO⁴, S₃, SE¹.	Pluie₄, beau temps₄.
	24-31 — ..	13.8	8.5	11.1	21 8	13.¹	17.4	734.6	735	734.8	764.6	765.2	765	Clair₆, nuag¹.	SE², OSO¹, NO¹, NE³.	Beau temps ⁷.
	Mois entier...	17.3	12.1	14.7	23.3	15.4	19.3	732.3	731.9	732.¹	762.8	762.¹	762.3		NO₃, O¹, ENE¹, NE3, S₃, SE₃, SO₆, SSO ₄, OSO 2.	Beau temps₂₁, pluie¹⁷, temps froid¹, orages².
SAISON ENTIÈRE.............		19.3	12.7	16	23.8	16.3	20	729.9	729.4	729.7	760.1	759.6	759.9		S¹³, SSO⁴, SO²⁴, OSO⁹, O⁴, ONO₅. NO¹⁹, N³, NE⁶, ENE¹, SE₃₇.	Pluie²⁹, orages¹⁸, brouillard⁴, beau temps⁸⁴.

18°

jouit d'une température égale, douce, sans chaleurs accablantes, très favorable au séjour à la campagne et au traitement thermal, les extrêmes de température étant fatigants surtout pour des malades. Mais cette année l'été a été très court et s'est réduit à deux mois, juillet et août. Aussitôt septembre venu, les feuilles ont jauni et ont commencé à tomber. Toutefois la première semaine a été chaude et constamment belle (moyenne du jour + 24° 5, de la nuit, + 18°,9, des deux + 21,°7 ; température maxima + 27° à 30°).

Pendant la deuxième semaine, le temps est devenu moins beau (trois jours de pluie, deux orages, une journée très froide)

La troisième période a encore été plus mauvaise ; s'il a fait beau pendant quatre jours, il a plu à quatre reprises. La température s'est abaissée à + 12°,1 la nuit + 15°,4 le jour, soit + 13° 7 en moyenne.

Mais la quatrième semaine quoique un peu froide a été belle et a clos dignement la saison thermale.

La température moyenne a été faible (+ 14, 2) malgré que les journées se soient montrées assez chaudes et que le thermomètre se soit élevé jusqu'à + 26°. Cela tient au refroidissement des nuits. Le baromètre s'est élevé plus haut que dans les autres mois (732, 1—762, 3 en moyenne). En résumé, 21 jours de beau temps, sept fois de la pluie et deux orages peu importants.

Ainsi donc, pendant les quatre mois dont nous nous occupons, la température a été pour la nuit de + 16° et pour le jour + 20°, en moyenne 18°. C'est aux mois de juin et de septembre qu'ils faut rapporter cet abaissement relatif de température. Le ciel a été nuageux près de la moitié du temps, mais surtout en juin. Les vents qui ont régné le plus fréquemment sont les vents de S.-E, 37 fois ; de S.-O, 24 fois, le N.-O (19 fois) vient après.

Nous n'avons eu qu'une tempête et quelques bourrasques entre le sud et l'ouest, qui précédaient immédiatement les orages et la pluie. Tout le reste du temps, les vents étaient faibles. Il a fait beau temps 84 jours sur 122, il est tombé de la pluie à 29 reprises, mais souvent ne durant qu'une petite partie de la journée. On a observé 18 orages et 4 fois du brouillard.

Quant à la marche de la température, partie de 12° pour le jour, elle s'élève constamment jusqu'à la 3º période de juillet pour retomber très bas, dans le commencement d'août, pour remonter dans la fin de ce mois et redescendre dès le mois de septembre, où la 3º période est la plus froide.

On peut donc dire, dès à présent, que le climat de Saint-Honoré est doux et qu'il n'y a pas de courants d'air vifs, dans cette contrée. Mais il reste à établir si la température y est sujette à de brusques variations nécessitant des précautions et pouvant faire craindre des refroidissements, ainsi que cela arrive dans les climats de montagne.

J'ai pour cela établi les tableaux suivants:

TABLEAU Nº 2. — Températures extrêmes.

			JUIN	JUILLET	AOUT	SEPTEMBRE
TEMPÉRATURE	MAXIMA	nuit	24,3	27,5	25	24,5
		jour	31,2	34,7	31,2	30
	MINIMA	nuit	5	9,2	8,5	5,6
		jour	6,7	13,5	13	10

Ce tableau n'a pas besoin de commentaires. On y reconnaît que nous avons eu des chaleurs assez fortes, mais aussi que certains jours la température s'est abaissée d'une façon inusitée.

TABLEAU N° 3

MOIS.		DIFFÉRENCE entre les maxima et les minima du jour.	DIFFÉRENCE entre la température du jour et de la nuit.
JUIN	1re période	5,1	9,1
	2e —	5,2	2,5
	3e —	5,6	2,9
	4e —	7,3	4,4
	mois entier	6	2,7
JUILLET	1re période	8	3,8
	2e —	9,3	5
	3e —	9,5	4,8
	4e —	8,6	4,7
	mois entier	8,9	4,6
AOUT	1re période	6,7	2,3
	2e —	6,9	4,4
	3e —	10,2	5,3
	4e —	7,6	4,6
	mois entier	7,7	4,1
SEPTEMBRE	1re période	7,7	5,6
	2e —	9,4	3,3
	3e —	6,7	3,3
	4e —	8,7	3,3
	mois entier	7,8	4,6
SAISON ENTIÈRE		7,5	4

Ce tableau met en évidence l'égalité de la température qui règne à St-Honoré, car il n'y a pas plus de 6 à 8 ou 10 degrés de différence entre les températures les plus élevées et les plus bases, autrement dit celles du milieu du jour, et celles du matin et du soir ; et la moyenne pour toute la saison est de 7°, 6.

On peut aussi remarquer que dans le mois de juin la variation diurne n'est que de 6°, moindre que dans les autres mois et qu'elle atteint son maximum dans la troisième période du mois de juillet, (10°, 2) qui est en même temps la pluschaude.

En somme, on peut conclure que la température n'éprouve pas de brusques variations, et que ces différences sont faibles. Les matinées et les soirées ne sont fraîches (et cependant pas plus qu'ailleurs) que quand le soleil n'a pas pu encore échauffer l'atmosphère, de très bonne heure ou quand il est couché depuis un certain temps vers 9 à 10 heures. A ces moments il fait frais dans la vallée.

J'ai, dans la deuxième colonne de ce tableau, établi la différence entre la température moyenne du jour et celle de la nuit. On voit qu'elle est très faible (4 degrés).

Il serait utile de comparer Saint-Honoré, avec les autres stations similaires, au point de vue de son climat, mais il faudrait avoir, pour cela, des données précises. Cependant, il est permis de dire que notre station ne leur est pas plus inférieure sous ce rapport que sous les autres.

Tous ces établissements (Enghien excepté), sont situés dans les montagnes à une altitude élevée. De là, ils jouissent d'un climat dont les inconvénients sont une chaleur très forte au milieu du jour, en juillet et en août, avec des matinées et des soirées très fraîches, des variations brusques de température, des orages très fréquents. Enghien a le climat de Paris et, en plus, doit à sa situation, des courants atmosphériques sensibles et à proximité du lac, une certaine humidité.

Quant à la température moyenne, en voici un exemple : A Eaux-Chaudes, situées à une altitude moins élevée que la majorité des autres sources des Pyrénées (675 mètres, tandis que Eaux-Bonnes est à 748 m., Cauterets 932 à 1147) et par conséquent d'une température moyenne plus chaude, celle des mois de juin, juillet, août 1858, année très chaude, a été de 20° 8. A Saint-Honoré, en 1880, nous n'avons eu que 18° en prenant la température nocturne et diurne, et 20° en prenant cette dernière seulement. Mais il faut tenir compte de la saison exception-

nellement froide que nous avons eue. Je ne connais pas la
température moyenne prise cette année aux Eaux-Chaudes, mais peut-être n'est-elle pas supérieure à celle de notre station.

Faut-il choisir une époque pour venir aux Eaux de
Saint-Honoré? Les mois de juillet et d'août sont les plus
chauds, c'est alors que viennent le plus de baigneurs,
mais les mois de juin et de septembre, surtout du 15 juin
et jusqu'au 15 septembre, permettent de faire une excellente saison. En venant en juin on a l'avantage de pouvoir, après un repos de quelques semaines, faire une
nouvelle cure thermale.

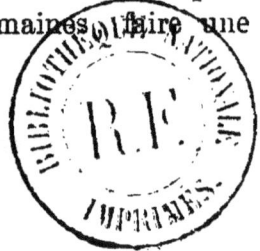

TABLE DES MATIÈRES

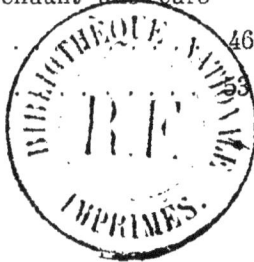

Châteauroux — Imp. Nuret, MAJESTE, successeur

194